BEI GRIN MACHT SICH IHR WISSEN BEZAHLT

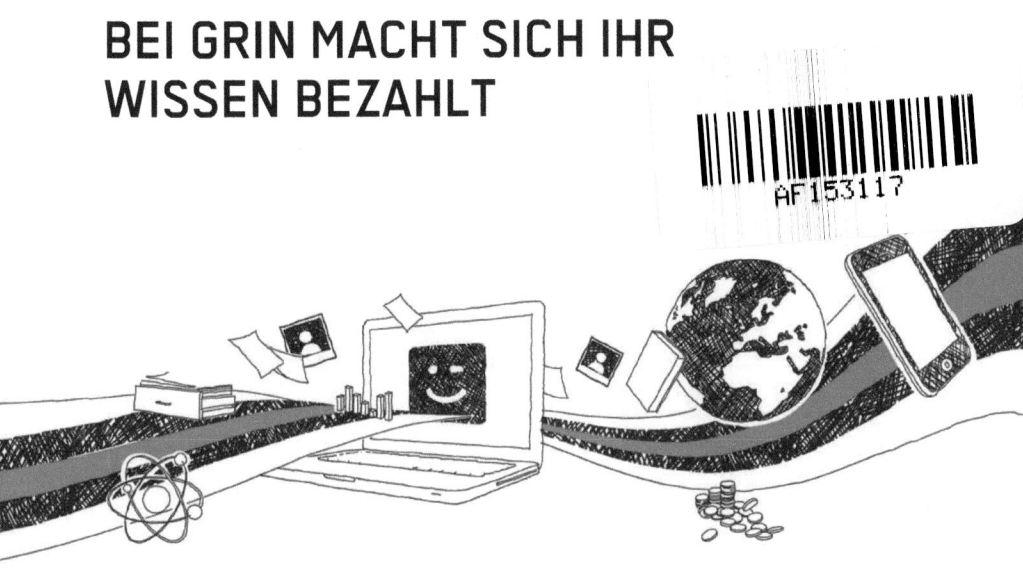
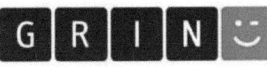

Strategisches Betriebliches Gesundheitsmanagement. Voraussetzungen und Aufbau eines Kennzahlensystems

Noah Gerkmann Miralpeix

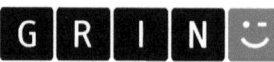

Bibliografische Information der Deutschen Nationalbibliothek:

Die Deutsche Nationalbibliothek verzeichnet diese Publikation in der Deutschen Nationalbibliografie; detaillierte bibliografische Daten sind im Internet über http://dnb.d-nb.de abrufbar.

ISBN: 9783346722898
Dieses Buch ist auch als E-Book erhältlich.

© GRIN Publishing GmbH
Nymphenburger Straße 86
80636 München

Druck und Bindung: Books on Demand GmbH, Norderstedt Germany
Gedruckt auf säurefreiem Papier aus verantwortungsvollen Quellen

Das vorliegende Werk wurde sorgfältig erarbeitet. Dennoch übernehmen Autoren und Verlag für die Richtigkeit von Angaben, Hinweisen, Links und Ratschlägen sowie eventuelle Druckfehler keine Haftung.

Das Buch bei GRIN: https://www.grin.com/document/1268827

Inhaltsverzeichnis

1 Bewertung der betrieblichen und gesundheitlichen Ausgangssituation

Die Stadtverwaltung Wubberberg befindet sich in der Branche der öffentlichen Verwaltung mit einem Sitz in der Region Oberfranken. Die Stadtverwaltung hat in der Kernverwaltung 3601 und in weiteren vier Eigenbetrieben 1327 Beschäftigte. Des Weiteren gliedert sich die gesamte Verwaltung in die Dezernate Bürgermeister, Inneres/ Finanzen (1), Schule/ Bürger/ Kultur (2), Umwelt/ Klimaschutz (3), Wirtschaft/ Stadtentwicklung/ Mobilität (4) und Soziales (5). Insgesamt prüft die Stadtverwaltung die Einführung eines betrieblichen Gesundheitsmanagements, da Herausforderungen wie hohe Krankenstände und BEM-Fälle in den Dezernaten eins und zwei sowie ein Fachkräftemangel in Dezernat vier vorliegen. Darüber hinaus haben die Beschäftigten Angst vor einem Verlust des Arbeitsplatzes.

Betrachtet man die Kennzahlen im Hinblick auf HR und Sicherheit, erkennt man, dass insgesamt der Krankenstand im letzten Jahr bei 9,7 Prozent lag, 365 BEM-Fälle letztes Jahr stattgefunden haben, 13,7 Unfälle pro 1000 Mitarbeiter vorgefallen sind und die Fluktuation bei 3,7 Prozent liegt. Vergleicht man den Krankenstand im letzten Jahr mit den durchschnittlichen Krankenständen in Deutschland, fällt auf, dass 9,7 Prozent mehr als das doppelte des Durchschnitts sind. Der durchschnittliche Krankenstand in der gesetzlichen Krankenversicherung lag im Jahr 2020 bei 4,3 Prozent (BMG, 2021, zitiert nach Statista 2021). Außerdem ist bei der Stadtverwaltung Wubberberg zu beobachten, dass der Krankenstand im letzten Jahr im ersten und zweiten Dezernat höher war. Dieser lag im ersten Dezernat bei 11,8 Prozent und im zweiten bei 14,1 Prozent. Dies kann unter anderem auf die Altersstruktur der Dezernate zurückgeführt werden. Während das Durchschnittsalter bei 46,9 Jahren liegt, sind die Menschen des ersten und zweiten Dezernats im Schnitt älter. Das Durchschnittsalter im ersten Dezernat beträgt 51,3 Jahre und im zweiten 48,4 Jahre. Des Weiteren leidet das zweite und dritte Dezernat an schlechten Arbeitsbedingungen wie Lärm und fehlende ergonomische Lösungen, da sie in Ersatzgebäuden untergebracht wurden, weil die alten Gebäude marode sind. Darüber hinaus war der Krankenstand mit 9,4 Prozent im vorletzten Jahr noch geringer, was eine Steigerung aufzeigt. Im vorletzten Jahr befanden sich 6,3 Prozent im bezahlten und 3,1 Prozent im unbezahlten Krankenstand. Woraus man ableiten kann, dass 3,1 Prozent ein Krankengeld beziehen und länger als sechs Wochen krankgeschrieben sind. Die BEM-

Fälle haben auch im Vergleich vom letzten und vorletzten Jahr zugenommen. Die Zahl ist von 341 auf 365 Fälle gestiegen und verdeutlicht ebenso den Trend zu vermehrter Krankheit bei der Stadtverwaltung. Die Unfälle pro 1000 Beschäftigte sind ebenso gestiegen. Im letzten Jahr erlitten im Schnitt 13,7 und vorletzten Jahr 10,5 Beschäftigte einen Unfall. Vergleicht man dies mit üblichen Zahlen ist die Unfallzahl pro 1000 Beschäftigte nicht hoch. Im Jahr 2019 lag diese bei 21,9 Unfälle pro 1000 Vollzeit-Beschäftigte (BMAS/BAuA, 2020, S. 38). Vergleicht man jedoch das Wachstum intraindividuell so ist eine Steigerung der Unfallzahlen von 30,48 Prozent hoch. Die Fluktuation innerhalb der Stadtverwaltung beträgt 3,1 Prozent.

Bei der Mitarbeiterbefragung wird deutlich, dass 38 Prozent der Arbeitnehmer ihren Gesundheitszustand als weniger gut und schlechter beurteilen. Vergleichend beschreiben 28 Prozent ihren Zustand als gut und besser und 31 Prozent als zufriedenstellend. Dies bedeutet, dass mehr als ein Drittel der Arbeiter gesundheitliche Probleme haben. Bei der Arbeitszufriedenheit fällt ebenfalls auf, dass die Situation eher schlecht als gut eingeschätzt wird. 37 Prozent sind ziemlich unzufrieden und schlechter, 28 Prozent sind weder zufrieden noch unzufrieden und 35 Prozent ziemlich zufrieden und besser. Vergleicht man den prozentualen Anteil an Menschen in den Dezernaten, die zufrieden mit ihrer Arbeit sind, fallen einem dahingehend dramatische Unterschiede auf. Während im Schnitt 35 Prozent zufrieden mit ihrer Arbeit sind, liegt der Wert in den Dezernaten eins und zwei niedriger. In den Dezernaten drei bis fünf liegt der Wert hingegen deutlich über 35 Prozent. So gibt es beispielsweise eine Zufriedenheit in Dezernat zwei von 27 Prozent und im vierten Dezernat hingegen von 61 Prozent. Eine Korrelation der Altersstruktur und dem Grad an Zufriedenheit ist demnach deutlich innerhalb der Dezernate erkennbar. Ebenfalls liegt die Vermutung nahe, dass die Umsiedlung in den Dezernaten zwei und drei zu einer niedrigeren Zufriedenheit führt. Dies scheint die dem älteren zweiten Dezernat mitunter größere Sorgen zu bereiten. Des Weiteren wurde die Arbeitsfähigkeit der Beschäftigten mit dem WAI-Index bemessen. Hierbei handelt es sich um einen Fragebogen, der entweder von den Befragten selbst oder von Dritten (z. B. dem Betriebsarzt/der -ärztin) ausgefüllt wird. Ziel der Anwendung in Betrieben ist die Förderung bzw. Erhaltung der Arbeitsfähigkeit der Beschäftigten (Bergische Universität Wuppertal, 2010). Am Ende der Befragung erhält man eine Punktzahl, anhand derer man ableiten kann, wie es um die Situation im Betrieb steht. Im Fall der Stadtverwaltung Wupperberg wurde ein Wert von 31 ermittelt. Anhand der Bewertungsskala dieses Wertes ist die Arbeitsfähigkeit als verbesserungswürdig einzustufen (Tempel, 2010, S.

232). Schaut man sich nun an, welche Belastungen in dieser Hinsicht zu einer Störung der Gesundheit führen, fällt einem auf, dass viele reversibel sind. Die drei stärksten Belastungen sind große Arbeitsmengen, ständiges Sitzen und Lärm. Diese drei Belastungen kann man in Hinsicht der generellen Arbeitsbedingungen alle verändern. Man könnte beispielsweise ergonomischere Arbeitsplätze einrichten, um ständigem Sitzen entgegenzuwirken. Auch diese drei Belastungen stehen in Korrelation mit den derzeitigen Herausforderungen der Stadtverwaltung. Der Lärm ist beispielsweise direkt von der Umsiedlung von Dezernat zwei und drei ableitbar. Betrachtet man nun die Belastung durch Arbeitsmengen innerhalb der Dezernate, fällt auf, dass die Arbeitnehmer eher von ihren Kollegen Unterstützung erhalten als von ihren Vorgesetzten. In der Mitarbeiterbefragung gaben dies alle Dezernate an. Des Weiteren wird deutlich, dass die Dezernate eins und zwei die Situation bezüglich Unterstützung am Arbeitsplatz schlechter bewerten. Auf einer Bewertungsskala von 1,0 bis 4,0, wo Werte unter 2,8 als rot und Werte über 3,2 als grün bezeichnet werden, vergab das zweite Dezernat den Wert 2,1 und das vierte Dezernat den Wert 3,4 bei der Spalte Hilfe durch Vorgesetzte. Dadurch werden erneut die unterschiedlichen Arbeitsbedingungen innerhalb der Dezernate deutlich. Auch hier zeigt sich wieder die Korrelation aus Alter und den unterschiedlichen Arbeitsbedingungen in den Bewertungsmaßstäben.

Abschließend lässt sich sagen, dass jetzt der richtige Zeitpunkt gewählt wurde, um ein betriebliches Gesundheitsmanagement zu etablieren. Die Analyse hat gezeigt, dass Aufgrund von Krankenstand, BEM-Fällen, Unfallzahlen, Gesundheitszustand, WAI-Index und der Arbeitszufriedenheit alle Bereiche für eine Maßnahme sprechen. Dabei ist zu erwähnen, dass die Situation primär in den Dezernaten eins und zwei in einem kritischen Bereich ist und dort akuter Handlungsbedarf besteht. In den übrigen Dezernaten ist die Situation jedoch ebenfalls verbesserungswürdig. Positiv ist, dass die Situation aufgrund aktueller Gegebenheiten wie Umsiedlung ganzer Dezernate ohne Ergonomisierung der Arbeitsplätze, ein Fachkräftemangel, eine Überalterung der Arbeitskräfte und einer Angst vor Digitalisierung entstanden ist und diese Faktoren alle veränderbar sind. Betrachtet man die Nohl-Werte der jeweiligen Dezernate, fällt einem auf, dass diese aufgrund dieser Herausforderungen erhöht sind. Im zweiten Dezernat liegt dieser bei 3,1 und im fünften Dezernat bei 1,9, was erneut auf die akute Situation in den Dezernaten eins und zwei hinweist. Das Verfahren nach Nohl ist hierbei eine Methode, um eine Risikobewertung für Sicherheit und Gesundheit am Arbeitsplatz durchzuführen (Nohl & Thiemecke, 1988b). Das Risiko liegt bei einer Risikobewertung von 2,6, welche die

Stadtverwaltung erhalten hat, bei signifikant, was eine Reduzierung des Risikos nahelegt.

2 Thematische Schwerpunkte

2.1 Ableitung thematischer Schwerpunkte

Aus der bereits durchgeführten Analyse mit Daten aus der Mitarbeiterbefragung und den Kennzahlen, können nur Interventionsmaßnahmen herausgearbeitet werden, die die Situation im Rahmen eines betrieblichen Gesundheitsmanagements verändern soll. Die Durchführung einer Mitarbeiterbefragung und die Besichtigung und Analyse der Arbeitsplätze, bei der gleichzeitig mit den Mitarbeitern ein Kurzinterview geführt wird, stellen bereits eine Intervention in das betriebliche Geschehen dar und verändern dieses bereits (Bamberg & Metz, 1998). Gleichzeitig entsteht eine Erwartungshaltung zur Veränderung bei den Mitarbeitern, die auch negative Folgen haben kann (Liebig, 2006). Es können bedingungsbezogene und personenbezogene Maßnahmen ergriffen werden. „Bedingungsbezogene oder verhältnisorientierte Maßnahmen sind auf Änderungen der Arbeitssituation und/oder der organisationalen Rahmenbedingungen gerichtet. Sie können sich auf die Gestaltung der Arbeitsaufgaben/des Arbeitsinhalts, der sozialen Beziehungen, der Umgebungsbedingungen am Arbeitsplatz, auf die Gestaltung der organisationalen Rahmenbedingungen in der Abteilung oder im Unternehmen beziehen." (Bamberg, Ducki & Metz, 2011, S. 190). „Ist das Ziel, Modifikationen des Arbeitsverhaltens, des Arbeitserlebens, der Gesundheit und des Gesundheitsverhaltens der Beschäftigten zu erreichen, sind personenbezogene oder verhaltensorientierte Maßnahmen angezeigt." (Bamberg, Ducki & Metz, 2011, S. 190). In der Praxis lassen sich diese Maßnahmen jedoch nicht eindeutig voneinander trennen, da diese sich oft gegenseitig beeinflussen und Vorbedingung füreinander sind. Nach Klotter sollten jedoch die personenbezogenen Maßnahmen den bedingungsbezogenen Maßnahmen nachgelagert sein (1999, S. 23-61). Diese Priorisierung wird ebenfalls im Gesetz geregelt, sodass der Arbeitgeber zunächst verhältnisbezogen agieren muss (§ 4 ArbSchG).

Aus der Arbeitsplatzanalyse und den dazugehörigen Nohl-Werten resultierend, ist zu erkennen, dass fehlende ergonomische Lösungen eine Herausforderung sind mit der alle Dezernate der Stadtverwaltung zu kämpfen haben. Die Tische haben entweder keine Einstellungsmöglichkeiten oder es herrscht eine physische Belastung durch Zwangshaltung. Deswegen ist dieser Situation die höchste Priorität zukommen zulassen. Des Weiteren ist dies auch die einfachste und schnellste Maßnahme Besserung in allen Dezernaten herbeizuführen. Es müssen lediglich liquide Mittel genutzt werden, um das Equipment für den Arbeitsplatz zu beschaffen. Es sollten ebenso Beratungsleistungen zu dieser Thematik bei einem Hersteller oder Vertreiber von ergonomischen Lösungen in Anspruch genommen werden.

Mit zweiter Priorität sollte an der Lärmsituation in den Dezernaten eins bis drei gearbeitet werden. Die Umbauten an den Gebäuden sollten schnellstmöglich umgesetzt werden, damit die Beschäftigten nicht in Räumen arbeiten müssen, die nur in einer Übergangsphase genutzt werden. Außerdem muss für den Übergang an einer geeigneten Zwischenlösung gearbeitet werden. Man sollte die Räumlichkeiten so abschirmen, sodass der Lärm auf ein Minimum reduziert wird. Diese Maßnahme sollte die akute Situation in den Dezernaten mit einer hohen Gefährdung rasch reduzieren und die Nohl-Werte senken. Diese Herausforderung ist ebenfalls schnellstmöglich in die Wege zu leiten. Für die Umsetzung sollte mit Handwerkern, die für die Stadtverwaltung zuständig sind gesprochen werden und die Dringlichkeit hervorgehoben werden.

Wenn die ersten beiden Interventionen eine Wirkung zeigen, sollte nur noch eine niedrige Gefährdung laut Nohl-Werten vorliegen. Nun kann der Arbeitergeber überlegen neben bedingungsbezogenen auch personenbezogene Maßnahmen einzuführen. Die vier Handlungsfelder innerhalb dieses Bereiches sind meist die Bewegungsgewohnheiten, die Ernährung, das Stressmanagement und der Suchtmittelkonsum (GKV-Spitzenverband, 2018). Da die einige Beschäftigte über Unterbesetzung und hohem Arbeitsaufkommen klagen, sollte ein Stressmanagement etabliert werden, um einen Ausgleich zu schaffen. Dadurch werden Stressbewältigungskompetenzen und Entspannung gefördert. Für verhaltensbezogene Maßnahmen sind demzufolge sämtliche Handlungsfelder und Präventionsprinzipien gemäß § 20 Abs. 4 Nr.1 SGB V sowie das Handlungsfeld Gesundheitsförderlicher Arbeits- und Lebensstil und dessen Präventionsprinzipien gemäß § 20b SGB V siehe Abbildung 1 heranzuziehen.

Beratung zur gesundheitsförderlichen Arbeitsgestaltung	Gesundheitsförderlicher Arbeits- und Lebensstil
Gesundheitsförderliche Gestaltung von Arbeitstätigkeit u. -bedingungen **Gesundheitsgerechte Führung** **Gesundheitsförderliche Gestaltung betrieblicher Rahmenbedingungen** – Bewegungsförderliche Umgebung – Gesundheitsgerechte Verpflegung im Arbeitsalltag – Verhältnisbezogene Suchtprävention im Betrieb	– Stressbewältigung und Ressourcenstärkung – Bewegungsförderliches Arbeiten und körperlich Aktive Beschäftigte – Gesundheitsgerechte Ernährung im Arbeitsalltag – Verhaltensbezogene Suchtprävention im Betrieb
Überbetriebliche Vernetzung und Beratung Verbreitung und Implementierung von BGF durch überbetriebliche Netzwerke	

Abbildung 1: Handlungsfelder und Präventionsprinzipien der Betrieblichen Gesundheitsförderung gemäß GKV-Leitfaden Prävention (modifiziert nach GKV-Spitzenverband, 2018)

2.2 Weiterführende Analysen

Durch die Ergebnisse aus der Analyse der Situation der Stadtverwaltung Wubberberg aus Sicht eines betrieblichen Gesundheitsmanagements stellen sich nun weitere Fragen, die mit weiterführenden Analysemethoden geklärt werden können.

Ein Bereich, bedingt durch die wachsende Arbeitsbelastung und Fachkräftemangel, ist die psychische Gesundheit. In der Mitarbeiterbefragung konnte herausgefunden werden, dass dies die Hauptbelastung in der Stadtverwaltung ist. In den Nohl-Werten wird diese Belastungsform jedoch nicht zu genüge beleuchtet. Folglich sollten weitere Analysen durchgeführt werden, um zu klären welche Faktoren die psychische Gesundheit bei den Mitarbeitern belasten. Gerade, weil psychische Erkrankungen Platz zwei bei Gründen für Arbeitsunfähigkeit belegen, sollte auf diesen Gesichtspunkt eingegangen werden. Bereits Karasek ging 1979 davon aus, dass hohe Arbeitsintensität in Kombination mit geringen Ressource zu psychosomatischen Beschwerden führen kann (S. 285-308). Im Rahmen der präzisen Gefährdungsbeurteilung kann mit Interviews der Mitarbeiter herausgearbeitet werden, welche Faktoren ihre psychische Gesundheit am Arbeitsplatz im Hinblick auf die Arbeitsintensität beeinflussen. Da eine schlechte Bewertung bei Vorgesetzten im Hinblick auf Unterstützung am Arbeitsplatz vorliegt, sollten dahingehend die Beschäftigten befragt werden. Der Erkenntnisgewinn aus den Interviews sollte dazu beitragen das Verhältnis von Vorgesetzten und Beschäftigten zu verbessern und den den Umgang mit hoher Arbeitsintensität und mangelnden Ressourcen zu optimieren.

„Das Verhalten, sich bei einer Erkrankung nicht krank zu melden, sondern arbeiten zu gehen, wird als Präsentismus bezeichnet" (Schmidt & Schröder, 2010). Interessanterweise kann dieses Phänomen unter den Mitarbeitern zu einem höheren Schaden führen als die krankheitsbedingten Fehlzeiten selbst (BAuA, 2015). Da nach einem Review von Steinke und Badura die Messung mangels Kopplung von Fehlzeiten- und Unfallstatistiken mit den Versorgungsleistungen und Arzneimitteln der Beschäftigten nicht durchführbar ist, sollte hier mit quantitativen Befragungen gearbeitet werden (2011). Ein Beispiel dafür ist der Work Productivity and Activity Impairment Questionnaire (WPAI), weil dieser wissenschaftlich evaluiert ist und in deutscher Sprache vorliegt (Bödeker & Hüsing, 2008). Der Erkenntnisgewinn aus dieser Befragung sollte dazu beitragen das Ausmaß und den finanziellen Schaden durch den Präsentismus genauer einschätzen zu können.

3 Formulierung einer BGM-Strategie

3.1 Strategisches Vorgehen

Bevor die Interventionsplanung mit konkreten Maßnahmen im Rahmen der BGM-Strategie beginnen kann, sollte sich über eine Gesamtstrategie Gedanken gemacht werden. Diese Gesamtstrategie sollte in das 6-Phasen-Modell des BGM eingeordnet werden. Die folgende Abbildung zeigt dieses Modell. Im Folgenden wird im Rahmen dieses Modells eine Gesamtstrategie für die Stadtverwaltung Wubberberg formuliert.

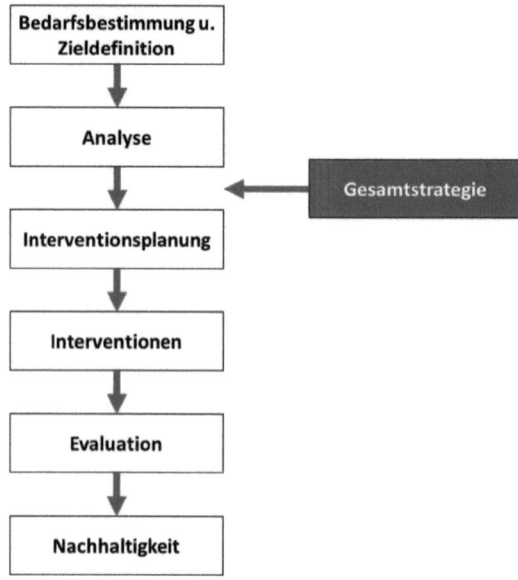

Abbildung 2: 6-Phasen-Modell des BGM (Morsch, 2021, S. 51)

Im Fall der Stadtverwaltung Wubberberg sollten zunächst strategische Ziele formuliert werden, da ein erfolgreiches und nachhaltiges BGM eine klare und überprüfbare inhaltliche Zielsetzung benötigt. Es können dabei die Ziele Stärkung des Humankapitals, Verbesserung von Wohlbefinden und Gesundheit und Verbesserung von Produktivität, Qualität und Wirtschaftlichkeit verfolgt werden (Walter, 2010). Um im Rahmen der Bedarfsbestimmung und Zielsetzung zu einem Konsens zu kommen, ist es ratsam mit einem Strategieworkshop zu arbeiten. Im Rahmen dieses Workshops kann dann zwischen der Geschäftsführung und weiteren zentralen Akteuren ein gemeinsames Verständnis zum Thema BGM und zu den angestrebten Zielen sowie zu den Ergebnissen entwickelt werden (Walter, 2010). Abgeleitet von der Situation der Stadtverwaltung wären die Ziele aus der folgenden Tabelle anwendbar.

Tabelle 1: Strategische Zielsetzung der Stadtverwaltung Wubberberg (eigene Darstellung)

	Reduzierung der physischen Belastung	Reduzierung Krankenstand	Reduzierung psychischer Belastung
Spezifisch	Senkung der Belastung durch sitzen, Lärm und unzureichende Beleuchtung auf einen Wert unter 2	Senkung des Krankenstandes von 9,7 Prozent auf unter 7 Prozent	Verbesserung der Zusammenarbeit und Unterstützung durch Vorgesetzte. Steigerung von 2,7 auf über 3,2
Messbar	Die Belastung wird anhand einer Mitarbeiterbefragung mit einer Skala von 1-4 bewertet	Der Krankenstand wird anhand der Routinedaten des Unternehmens ermittelt und ist die am besten messbare Kennzahl im BGM	Die Kennzahl wird anhand einer Mitarbeiterbefragung ermittelt und an einer Skala 1-4 abgeleitet
Attraktiv	Die hohe physischer Belastung verursacht hohe Krankenstände und damit Kosten, weshalb man sie senken sollte	Der hohe Krankenstand verursacht Kosten, weshalb man ihn senken sollte	Die daraus entstehende psychische Belastung verursacht hohe Krankenstände und sollte reduziert werden
Realistisch	Eine Senkung von Werten zwischen 2,89 und 3,53 auf unter 2 ist realistisch	Eine Senkung des Wertes von 9,7 Prozent auf unter 7 ist realistisch	Eine Steigerung von 2,7 auf über 3,2 ist realistisch
Terminiert	In 2 Jahren	In 2 Jahren	In 2 Jahren

Zur Analyse der jetzigen Situation der Stadtverwaltung wurden Kennzahlen ermittelt, Mitarbeiter befragt und eine Arbeitsplatzanalyse durchgeführt. Die daraus resultierenden Werte sollten in regelmäßigen Abständen erneut erhoben werden, um zu überprüfen, ob die strategischen Ziele des BGM erreicht wurden. Aus der vorangegangenen Analyse konnten viele Bereiche herauskristallisiert werden, die Herausforderungen darstellen. Diese sind der Krankenstand, die BEM-Fälle, die Unfallzahlen, der Gesundheitszustand, der WAI-Index und die Arbeitszufriedenheit. Die Nohl-Werte zeigen darüber hinaus, dass besonders in den Dezernaten zwei und drei eine Gefährdung vorliegt.

Nachdem nun klar ist, welche Baustellen die Stadtverwaltung aufweist, sollten nun Interventionen geplant und durchgeführt werden. Für die Reduzierung der physischen Belastung sollte an der Beleuchtung, dem Lärm und der Ergonomie des Arbeitsplatzes gerade in den Dezernaten eins bis drei gearbeitet werden. Die Lösung wäre, einen externen Dienstleister mit der Ausstattung der Räumlichkeiten mit ergonomischen Lösungen zu beauftragen, Handwerker die Räume gegen Lärm isolieren zu lassen und einen Elektriker für die Beleuchtung zu beauftragen. Verantwortlich für die Umsetzung sind der

Betriebsrat und die Personalleitung. Das Vorhaben sollte durch die Planung dieser unternehmensinternen Organe maximal 4 Wochen in Anspruch nehmen. Kalkuliert wird mit Kosten von 200 Euro pro Mitarbeiter. Dies bedeutet Kosten von 720.000 Euro für dieses Vorhaben. Neben dieser Hauptmaßnahme soll an der Beziehung zwischen Mitarbeiter und Führungskraft gearbeitet werden. Hier soll ebenfalls ein Dienstleister gebucht werden, der dafür sorgt, dass die Führungskräfte für die neue Arbeitsweise geschult werden. Dieser Dienstleister soll Workshops organisieren, Coachings anbieten und in die Stadtverwaltung eingebunden werden. Die Zuständigkeit liegt hierbei bei den Führungskräften und dem Dezernat des Bürgermeisters. Hier soll ebenfalls in den nächsten vier Wochen ein Dienstleister gefunden werden und ein erster Termin mit ihm gefunden werden. Die Kosten sollen sich hierbei auf 30.000€ belaufen.

Evaluationskriterien sind bei diesen Maßnahmen die Effektivität, die Geeignetheit, die Akzeptanz und die Effizienz (Naidoo & Wills, 2003, S. 366). Diese Kriterien können anhand der KPIs der Stadtverwaltung überprüft werden. Diese sind der Krankenstand, die BEM-Fälle, die Unfälle, die Fluktuation, die Ergebnisse aus der Mitarbeiterbefragung und die Arbeitsplatzanalyse. Anhand dieser Werte kann das BGM evaluiert werden.

Damit das Vorhaben auch nach seiner Umsetzung nachhaltig bleibt, werden die umgesetzten Maßnahmen wie Ergonomie und das verbesserte Verhältnis zwischen Führungskraft beibehalten. Darüber hinaus wird es alle sechs Monate einen Gesundheitstag geben, wo alle Mitarbeiter die Möglichkeit haben, sich erneut dieses Themas bewusst zu werden. Regelmäßige Events innerhalb der Teams für den Zusammenhalt sind auch angedacht.

3.2 Voraussetzung für eine Erfolgreiche BGM-Implementierung

Für die Einbindung einer erfolgreichen BGM-Maßnahme werden zunächst die geeigneten Ressourcen benötigt. Diese gliedern sich in das Personal, die Finanzen und das Material. Das Personal muss die Unterstützung bei Analysen und Interventionen geben, an Sitzungen teilnehmen und das Projekt begleiten. Dabei muss nicht das komplette Personal für BGM genutzt werden, sondern punktuell Aufgaben übertragen werden. Folglich muss die Stadtverwaltung diese Akteure benennen, um überhaupt Handlungsfähigkeit zu erlangen. Finanziell gesehen muss es ein Projektbudget, eine Freistellung der Beschäftigten, ein zusätzliches Maßnahmenbudget und ein dauerhaftes BGM-Budget geben. Das Projektbudget sichert die Finanzierung des Projekts. Dieses sollte von der Stadtverwaltung kalkuliert werden und meint z. B. den Einbezug externer Dienstleister. Ebenso muss die Stadtverwaltung Arbeitskräfte für die Partizipation freistellen, was auch einen Kostenpunkt darstellt. Außerdem müssen zusätzliche Maßnahmen finanziert werden. Diese werden bei der Stadtverwaltung erhebliche Kosten verursachen, da Ergonomie ein zentraler Baustein der Strategie ist. Um dann in einen jährlichen Rhythmus zu kommen und nachhaltig zu der Gesundheit beizutragen, sollte ein festes Budget jährlich geplant werden, um beispielsweise Gesundheitstage und Teamevents zu finanzieren. Aus materieller Sicht muss geschaut werden, dass geeignete Räumlichkeiten für die Durchführung von Arbeitskreisen vorhanden sind. Aus Sicht der Stadtverwaltung sollte schnellstmöglich nach einer langfristigen Lösung aufgrund von notwendigen Umbauten gesucht werden. Alternativ können weitere Räume angemietet werden, um einen Übergang zu verschaffen. Nur so besteht ein Rahmen zu Planung generellen Planung des Vorhabens.

3.3 Einbindung der Führungskräfte

Die Führungskräfte könnte zunächst eine zentrale Rolle im Workshop bei der Planung, der Zielsetzung und der Analyse des Status quo im Sinne des 6-Stufen-Modells des BGM einnehmen. Bei diesem Workshop ist es wichtig, dass die Führungskräfte eine Akzeptanz für die Thematik entwickeln und zukünftig ein Interesse daran haben die Maßnahmen umzusetzen. Deswegen ist bereits am Anfang der Planung notwendig, dass diese Menschen sich aktiv um das Thema bemühen. Schließlich sind sie auch diejenigen, die die Maßnahmen auf die Beschäftigten übertragen. Gleichzeitig tragen sie auch die Verantwortung für die Mitarbeiter, wenn es um Themen wie Gesundheit und Produktivität geht. Deswegen müssen sie verstehen, dass dies eine Gewinnsituation für alle beteiligten ist. Ihre Rolle ist also in dem BGM-Workshop enorm wichtig. Ihre Aufgabe ist deshalb, die aktuelle Situation unter den Beschäftigten allen Akteuren im Workshop mitzuteilen.

Die Führungskräfte spielen außerdem in der Nachhaltigkeit der Strategie eine Rolle. Sie sollten diejenigen sein, die sicherstellen, dass die Maßnahmen auch in Zukunft erfolgversprechend bleiben. Sie sollten künftige Maßnahmen wie Gesundheitstage oder Teamevents organisieren und zu ihrem Erfolg beitragen. Jede Führungskraft muss dabei Verantwortung für seinen Teambereich bekommen und auch die finanziellen Mittel, um die Vernetzung unter den Beschäftigten voranzutreiben. Die würde langfristig zu einem verbesserten Arbeitsklima beitragen und das Image der Stadtverwaltung verbessern. Gleichzeitig können sie sich stetig Feedback bei den Mitarbeitern einholen und so abschätzen, ob und wann solche Events notwendig sind. Wenn ein Team gerade eine stressige Phase überwunden hat, kann man durch ein Event alle Beteiligten für ihre Arbeit belohnen.

4 Evaluation

4.1 Aufbau Kennzahlensystem

Systeme zur Messung gesundheitsbezogener Daten sollten bereits im Vorfeld ausreichend besprochen werden, damit bereits zu Beginn Daten mit entsprechenden Kennzahlen erhoben werden, um den Fortschritt zu messen. Im Bezug der Entwicklung eines Kennzahlensystems lohnt es sich genau so wie bei der Definition strategischer Ziele einen Workshop abzuhalten, der sich im Aufbau ähnelt und mit dem Workshop bezüglich strategischer Ziele verknüpft werden kann. Dieser Workshop stellt den ersten Schritt bei der Entwicklung eines Kennzahlensystems dar und beinhaltet die Schritte Zieldefinition BGM, Zielparameter konkretisieren und Pfadmodell aufbauen. Nach diesen Schritten im Rahmen des Workshops folgen die Erhebung der Kennzahlen der Ausgangssituation, die Durchführung initialer Maßnahmen, die Durchführung einer ersten Erfolgsmessung, die Finalisierung des Kennzahlensystems und der Start der Implementierung.

Bei der Zieldefinition des BGM muss zunächst geklärt werden, welchen sich Herausforderungen sich das Unternehmen aktuell stellt und welche Auffälligkeiten sich in den Routinedaten zeigen. Daraus können dann die strategischen Ziele abgeleitet werden. Wenn diese Ziele festgelegt wurden, sollte sich Gedanken zu deren Messbarkeit gemacht werden. Vielleicht hat das Unternehmen auch bereits bestehende Kennzahlen, auf die zurückgegriffen werden können. Alle weiteren Kennzahlen werden dann neu erhoben. Wenn dann ein Pfadmodell aufgebaut wird, müssen theoretische Modelle hinzugezogen werden, um einen Ursache-Wirkung-Zusammenhang in Bezug auf die Zielkennzahl darstellen zu können. Nachdem der Workshop abgeschlossen ist, werden dann weitergehend Methoden für die Erhebung der Kennzahlen diskutiert und mit einer Vollerhebung oder einzelnen Stichproben als Pilotprojekt gearbeitet. Folglich werden die Maßnahmen durchgeführt und der Prozess der Durchführung evaluiert. Störgrößen sollten eliminiert werden und es sollte geklärt werden, ob die Maßnahmen in Hinblick auf die Kennzahlen wirksam sind. Nach der Durchführung der Maßnahmen erfolgt die Erfolgsmessung, bei mit entsprechenden Methoden und Variablen zu ihrem Erfolg beigetragen wird. Eventuell werden zusätzliche Erhebungen hinzugezogen, die nun als sinnvoll erachtet werden. Ebenfalls sollte vorher der Zeitpunkt der Erfolgsmessung überprüft werden. Wird diese zu früh durchgeführt, kann man schließlich noch keine Erfolge erwarten. Bei der Finalisierung des Kennzahlensystems wird geschaut, ob die Daten verwertbar für das Pfadmodell sind und es als anwendbar verabschiedet werden kann oder Anpassungen notwendig sind. Wenn der Aufwand der Erhebung zum ökonomischen Gewinn steht, können nun KPIs und wirtschaftlicher Indikatoren festgelegt werden. Abschließend startet die Implementation und es wird festgelegt, in welchen Abständen und mit welchen Methoden Erhebungen gemacht werden. Es wird ebenfalls entschieden, wie das Kennzahlensystem visualisiert werden kann und wer Zugang zu den Kennzahlen erhält (Morsch, 2021, S. 121).

4.2 Kennzahlen

Die Kennzahlen im Rahmen des BGM-Konzeptes spielen eine große. Sie ermöglichen ein langfristiges Monitoring und zeigen, inwiefern die Maßnahmen Wirkung zeigen. Es wird zwischen harten und weichen Kennzahlen differenziert. Harte Kennzahlen zeigen direkte monetäre Zusammenhänge, wohingegen weiche Kennzahlen her subjektive Beurteilungen zeigen. Folgende Tabelle zeigt nützliche Kennzahlen zur Evaluation des BGM-Konzeptes der Stadtverwaltung Wubberberg.

Tabelle 2: Kennzahlen zur Evaluation des BGM-Konzeptes der Stadtverwaltung Wubberberg (eigene Darstellung)

Kennzahlen	Ziele bzgl. Verwendung dieser Kennzahl	Methode/ Instrumente zur Erhebung dieser Kennzahl
Krankenstand	Entwicklungen/Tendenzen und Handlungsbedarf aufzeigen	Berechnung anhand unternehmensinterner Daten durch Formel: Anzahl AU-Tage/Soll-Arbeitstagex100=Krankenstand in Prozent
Physische Belastung	Beurteilung der IST-Situation und Handlungsbedarf aufzeigen	Bewertung und Berechnung anhand Verfahren nach NOHL
Psychische Belastung	Beurteilung der IST-Situation und Handlungsbedarf aufzeigen	Daten werden anhand einer Mitarbeiterbefragung erhoben und mit einer Ordinalskala von 1(überhaupt nicht) bis 4(Stark) bemessen. Dabei werden die psychischen Belastungsfaktoren erfragt
Arbeitsfähigkeit	Auskunft über Gesundheitszustand und Wirkung der Maßnahmen	Daten werden anhand einer quantitativen Erhebung mit Fragebogen ermittelt. Der daraus resultierende WAI-Index gibt die Arbeitsfähigkeit mit einer Zahl von 7(gering) bis 49(sehr gut) an
ROI	Auskunft über Verhältnis Nutzen zum investierten Kapital	Erfassung BGM-Kosten und Krankenstandveränderung. Der ROI setzt den Nutzen bzw. Gewinn in Beziehung zum investierten Kapital und stellt dies in Form eines Verhältnisses dar

5 Literaturverzeichnis

Bamberg, E., Ducki, A. & Metz, A.-M. (Hrsg.). (2011). *Gesundheitsförderung und Gesundheitsmanagement in der Arbeitswelt. Ein Handbuch*. Göttingen: Hogrefe.

Bamberg, E. & Metz, A.-M. (1998). Intervention. In E. Bamberg, A. Ducki & A.-M. Metz (Hrsg.), *Handbuch betriebliche Gesundheitsförderung. Arbeits- und organisations- psychologische Methoden und Konzepte* (Schriftenreihe Psychologie und innovatives Management, S. 177–209). Göttingen: Verlag für angewandte Psychologie.

Bergische Universität Wuppertal. (2010). *Deutsches WAI-Netzwerk, Bergische Universität Wuppertal*. Zugriff am 28.03.10. Verfügbar unter http://www.arbeitsfaehigkeit.uni-wuppertal.de/index.php?der-wai.

BMAS/BAuA. (2020). *Sicherheit und Gesundheit bei der Arbeit* (Berichtsjahr 2019, 1. Aufl.). Dortmund/Berlin/Dresden: Bundesministerium für Arbeit und Soziales (BMAS)

BMG. (9. August, 2021). Durchschnittlicher Krankenstand in der gesetzlichen Krankenversicherung (GKV) in den Jahren 1991 bis 2021 [Graph]. In Statista. Zugriff am 28.08.2021, von https://cdkxuod16bzlqalkxy7z5gpc.bibliothek.dhfpg.de/statistik/daten/studie/5520/umfrage/durchschnittlicher-krankenstand-in-der-gkv-seit-1991/

Bödeker, W. & Hüsing, T. (2008). *IGA-Barometer 2. Welle* (1. Aufl.) (iga.Report Nr. 12). Essen: Initiative Gesundheit & Arbeit (iga).

Bundesanstalt für Arbeitsschutz und Arbeitsmedizin. (März 2015). *Volkswirtschaftliche Kosten durch Arbeitsunfähigkeit 2013*. Dortmund. Zugriff am 22.01.2016. Verfügbar unter www.baua.de/de/Informationen-fuer-die-Praxis/Statistiken/Arbeitsunfa- ehigkeit/Kosten.html

GKV-Spitzenverband. (2018). *Leitfaden Prävention*. Verfügbar unter https://www.gkv-spitzenverband.de/krankenversicherung/praevention_selbsthilfe_bera- tung/praevention_und_bgf/leitfaden_praevention/leitfaden_praevention.jsp

Karasek, R. (1979). Job demands, job decision latitude, and mental strain: implications for job redesign. *Administrative Science Quarterly*, 285–308.

Klotter, C. (1999). Historische und aktuelle Entwicklungen der Prävention und Gesundheitsförderung. Warum Verhaltensprävention nicht ausreicht. In R. Österreich & W. Volpert (Hrsg.), *Psychologie gesundheitsgerechter Arbeitsbedingungen* (S. 23–61). Bern: Hans Huber.

Liebig, C. (2006). *Mitarbeiterbefragungen als Interventionsinstrument. Untersuchung ihrer Effektivität anhand des Kriteriums Arbeitszufriedenheit* (1. Aufl.). Zugl.: Mannheim, Univ., Diss., 2006. Wiesbaden: Deutscher Universitäts-Verlag.

Morsch, A. (2021). Studienbrief Betriebliches Gesundheitsmanagement II – Instrumente und Methoden im BGM (rev.25.032.000). Saarbrücken: Deutsche Hochschule für Prävention und Gesundheitsmanagement.

Naidoo, J. & Wills, J. (2003). *Lehrbuch des Gesundheitsförderung* (1. Aufl.). Köln: Bundeszentrale für gesundheitliche Aufklärung.

Nohl, J. & Thiemecke, H. (1988b). *Systematik zur Durchführung von Gefährdungsanalysen. Teil 2: Praxisbezogene Anwendung* (Schriftenreihe der Bundesanstalt für Arbeitsschutz und Arbeitsmedizin). Bremerhaven: Wirtschaftsverlag NW.

Schmidt, J. & Schröder, H. (2010). Präsentismus - Krank zur Arbeit aus Angst vor Arbeitsplatzverlust. In B. Badura, J. Klose, K. Macco & H. Schröder (Hrsg.), *Fehlzeiten- Report 2009. Arbeit und Psyche: Belastungen reduzieren - Wohlbefinden fördern Zahlen, Daten, Analysen aus allen Branchen der Wirtschaft* (S. 93–100). Berlin: Springer.

Steinke, M. & Badura, B. (2011). *Präsentismus Ein Review zum Stand der Forschung.* Berlin: Bundesanstalt für Arbeitsschutz und Arbeitsmedizin.

Tempel, J. (2010). Arbeitsbewältigungsindex. In B. Badura, U. Walter & T. Hehlmann (Hrsg.), *Betriebliche Gesundheitspolitik* (2., vollständig überarbeitete Aufl., S. 222–237). Berlin: Springer.

Walter, U. (2010). Standards des Betrieblichen Gesundheitsmanagements. In B. Badura, U. Walter & T. Hehlmann (Hrsg.), *Betriebliche Gesundheitspolitik*. Berlin, Heidelberg: Springer Berlin Heidelberg.

6 Abbildungs- und Tabellenverzeichnis

6.1 Abbildungsverzeichnis

6.2 Tabellenverzeichnis

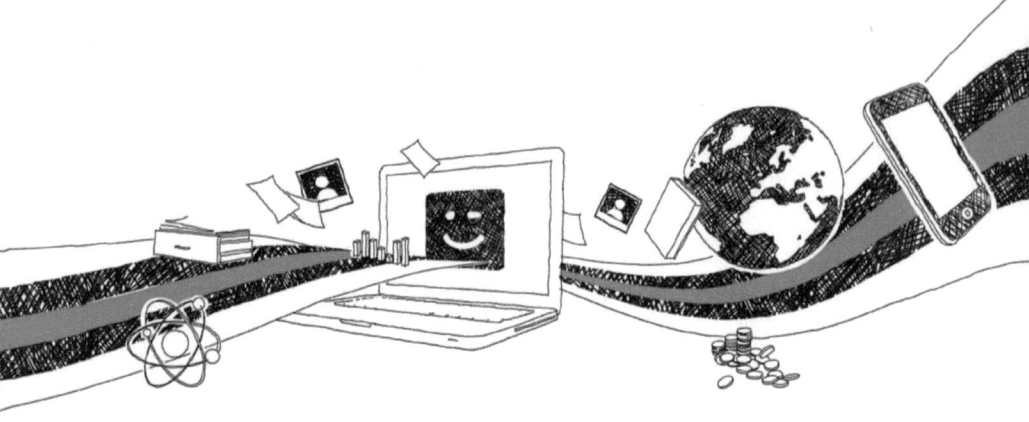
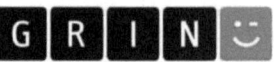